Dieta Cetogênica para Iniciantes Em português/ Ketogenic Diet for Beginners In Portuguese

Perca Muito Peso Rápido Usando os Processos Naturais do Seu Corpo

Sumário

Introdução 5

Capítulo 1: Como a Cetose Pode te Beneficiar 6

Capítulo 2: O Que Esperar da Keto 8

Capítulo 3: Princípios da Perda de Peso 10

Capítulo 4: Começando a Keto, Passo a Passo 12

Capítulo 5: Receitas Keto de Amostra 18

Capítulo 6: Lista de Compras Keto de Amostra 22

Capítulo 7: O Que Comer e o Que Não 24

Capítulo 8: Dicas para Comer Fora na Keto 26

Conclusão 29

© Direitos Autorais 2017 por Charlie Mason – Todos os direitos reservados.

O seguinte eBook é reproduzido abaixo com o objetivo de fornecer informações tão precisas e confiáveis quanto possível. Independentemente, comprar este eBook pode ser visto como consentimento ao fato de que tanto a editora quanto o autor deste livro não são de forma alguma especialistas nos assuntos discutidos aqui, e que quaisquer recomendações ou sugestões feitas aqui são somente para fins de entretenimento. Os profissionais devem ser consultados quando necessário antes de empreender qualquer ação adotada aqui.

Esta declaração é dada como justa e válida tanto pela American Bar Association quanto o Committee of Publishers Association e é juridicamente vinculativo em todos os Estados Unidos.

Ademais, a transmissão, duplicação ou reprodução de qualquer uma das seguintes obras, incluindo informações precisas, serão considerados um ato ilegal, independentemente se tenha sido feito eletronicamente ou impresso. A legalidade se estende à criação de uma cópia secundária ou terciária da obra ou uma cópia registrada e apenas é permitida com o consentimento expresso por escrito da Editora. Todos os direitos adicionais estão reservados.

As informações nas seguintes páginas são amplamente consideradas um relato de fatos verdadeiros e precisos e como tal, qualquer desatenção, uso ou uso inapropriado das informações em questão pelo leitor proporcionarão quaisquer ações resultantes unicamente sob seu alcance. Não há cenários nos quais a editora ou o autor original deste trabalho podem ser, de modo algum, considerados responsáveis por qualquer dificuldade ou danos que podem os suceder após assumir as informações aqui descritas.

Adicionalmente, as informações encontradas nas seguintes páginas são apenas para fins informativos e devem então ser consideradas universais. Como é própria de sua natureza, a informação apresentada não tem garantia em relação à sua validade contínua ou qualidade provisória. As marcas registradas mencionadas foram feitas sem consentimento escrito e não podem de modo algum ser consideradas um patrocínio do titular da marca.

Introdução

Quero te agradecer e dar os parabéns por baixar este livro!

Os seguintes capítulos discutirão como usar a dieta cetogênica para atingir suas metas de perda de peso.

Há diversos livros sobre este assunto no mercado, obrigado mais uma vez por escolher este! Todos os esforços foram feitos para assegurar que esteja o mais cheio de informações úteis quanto foi possível, por favor, aproveite!

Capítulo 1: Como a Cetose Pode te Beneficiar

Se eu te dissesse que seu corpo tem um sistema natural para queimar gordura que ele simplesmente não está usando, você acreditaria? A maioria das pessoas não. No entanto, cada vez mais pessoas estão adotando esta dieta maravilhosa no que eu gosto de chamar de revolução low-carb.

O propósito da dieta cetogênica é retreinar seu corpo a usar um combustível melhor. Em vez da glicose, ele aprenderá a consumir gordura como combustível. Comer deste modo colocará seu corpo em uma posição onde ele usa principalmente a gordura, em vez de açúcar por energia.

No entanto, a dieta cetogênica foca em um conceito fundamental: *cetose*. A *cetose* é, de maneira simples, um modo alternativo do corpo queimar combustível. Quando se está em estado de *cetose*, se está queimando o que eles chamam de *cetonas* por energia, em vez dos *carboidratos* como sempre. As cetonas podem ser geradas tanto dos depósitos e armazenamentos de gordura do corpo, quanto da gordura ingerida. Isto nos leva à primeira maneira de como a cetose pode te beneficiar: sentirá *menos fome*. Vamos falar mais sobre os mecanismos simples de perda de peso, mas por agora, só compreenda isso: a gordura é queimada *mais lentamente* que os carboidratos, o que significa que terá muito menos fome com mais frequência.

Além disso, quando se come *menos* energia do que seu corpo está usando, ele pega energia *diretamente* das suas reservas naturais de gordura sem nenhum tipo de processo de conversão, o que significa que perderá um peso doido.

Quando se come uma dieta repleta de carboidratos – grãos, açúcares, amidos, legumes, frutas – você está alimentando ao seu corpo um monte de glicose. Ele armazena esta glicose como glicogênio no fígado e músculos para utilizar depois. A glicose armazenada no fígado pode ser usada pela maioria dos sistemas do corpo. A que está armazenada nos músculos só pode ser usada pelo músculo específico em que está armazenada. No entanto, seu corpo só pode armazenar uma quantidade limitada de glicose.

A cetose também pode ajudar com sua pressão sanguínea. Ela, em apenas uma palavra, te faz fazer xixi – *muito*. Isto significa que seu corpo precisa de muito mais água. Mas, com toda essa urinação, também se perde muito mais eletrólitos, o que significa que seus níveis de sódio vão cair em massa, o que beneficiará sua pressão sanguínea.

A ideia simples por trás da cetose e da dieta cetogênica é simplesmente pegar a gordura como sua fonte principal de colesterol. Isto pode parecer ilógico para ajudar a pressão e saúde geral de alguém. Porém, é o contrário. Se fizesse exames de laboratório após ter tido uma dieta cetogênica saudável por seis meses, descobriria que seu nível de lipídio está mais alto, o de colesterol ruim está mais baixo e o de colesterol bom mais alto, sua pressão sanguínea está mais baixa e muito mais estável do que antes. Em outras palavras, seu sangue fica mais saudável – e você também!

Capítulo 2: O Que Esperar da Keto

Então agora que falamos sobre o que é cetose, o que se pode esperar da dieta cetogênica? Bem, isto na verdade é bem simples de explicar.

Primeiramente, deve esperar uma *rápida perda de peso*. As pessoas muitas vezes recorrem às dietas low-carb (baixas em carboidratos), como a keto, porque veem o sucesso que os outros tiveram com suas aventuras pessoais de low-carb e decidem que gostariam de ver resultados parecidos. Isto é completamente compreensível; ensaios clínicos comparando dietas low-carb e low-fat (baixas em lipídios) descobriram que as pessoas que seguem uma dieta low-carb mostrarão uma maior perda de peso em 6 meses do que as que seguem uma dieta low-fat.

Também perderá um tanto bom de peso proveniente da água na primeira semana enquanto seu corpo usa suas reservas de glicogênio para energia (essencialmente, o que restou das reservas de carboidrato do seu corpo). Não é incomum alguém 3 ou 4 quilos provenientes da água em sua primeira semana. Depois deste período inicial, você verá uma perda estável de menos de 1 quilo por semana, potencialmente mais dependendo de fatores como idade e de como seu corpo pessoalmente processa energia.

Isto nos leva à próxima coisa que temos que discutir: a *gripe keto*. Este é um problema infeliz com o qual muitas pessoas que começa a keto têm que lidar. O que está basicamente acontecendo é uma combinação de desequilíbrio de eletrólitos junto com desidratação. É bem simples, mas pode te fazer sentir como se estivesse com gripe!

A cetose, como eu disse, é diurética. Você terá que compensar isto bebendo muita água. Também vai urinar muito dos eletrólitos do seu corpo, ou perdê-los por outros canais em grande quantidade. Isto significa que precisará substitui-los. É bom salgar bastante a sua comida e tomar suplementos de potássio e magnésio.

Se a gripe keto piorar bastante, muitas pessoas notaram que beber caldo de galinha pode ajudar a superar os sintomas por um tempo. Isto é porque o caldo de galinha é bem alto em sódio e, claro, é à base de água. Esta combinação pode restaurar um pouco da ordem natural do seu corpo. Em outras palavras, o caldo de galinha pode te ajudar a se sentir melhor, pela mesma razão que ajudava quando você era criança, para ajudar com um resfriado comum!

Uma das razões das pessoas gostarem das dietas low-arb em particular para perder peso é porque não te faz sentir tanta fome. Os carboidratos e lipídios são queimados de um modo diferente pelo corpo. Os lipídios demoram mais para serem processados e ir adiante, enquanto que os carboidratos costumam ser queimados muito rápido e utilizados de uma vez só. É por isso que os carboidratos te fazem se sentir cansado ou ter muita energia rápido. Os lipídios não têm isto; em vez disso, te deixam se sentindo cheio por mais tempo. Isto significa que enquanto que as outras dietas podem te fazer sentir fome e cansaço, a dieta cetogênica te fará sentir mais energia e dificilmente fome. Não seria incomum se não se sentisse a fim de tomar o café da manhã só porque não está com fome.

Capítulo 3: Princípios da Perda de Peso

Tentei ajudar muitas pessoas a perderem peso e discuti a perda de peso com muitas outras. Ouvi bastante que muitas pessoas dão *muitas* desculpas. Elas dizem, por exemplo, que não importa o que façam, simplesmente *não* conseguem perder peso por algum motivo. São sempre as mesmas desculpas – "não consigo perder peso"; "meu corpo não foi feito para isso"; "meu metabolismo é lento demais"; são o mesmo tipo de críticas exaustivas que não são muito baseadas na realidade.

Porém, a verdade é que a perda de peso se resume a uma simples equação de entrada de calorias versus saída de calorias. Embora hajam outros certos fatores que podem entrar na equação, como idade ou remédios tomados, a perda de peso no geral se resume a um simples argumento de energia queimada. Se comer mais calorias do que queima, ganhará peso; se comer menos calorias dos que queima, perderá peso.

Seu corpo tem uma certa quantidade de calorias que ele queima como resultado dos processos biológicos naturais do seu corpo. Isto se chama sua **taxa metabólica basal.** Isto irá variar dependendo de coisas como altura, peso e idade. Porém, estas são as calorias que você queima sem nenhum esforço da sua parte, de jeito nenhum!

Muitas pessoas pensam que precisa ser uma pessoa ativa para perder peso. Na verdade isto é falso. Para poder perder peso, simplesmente precisa comer menos calorias do que queima. Desde que coma menos que a sua taxa metabólica, perderá peso. No entanto, vale a pena acrescentar que malhar é um benefício enorme no seu processo de ser mais saudável. Perder peso é apenas uma parte de um todo muito maior de aumentar sua saúde física no geral. Malhar permite que você mantenha sua massa muscular que já tem para seu corpo não queimá-la e também permite que você fique malhado no caminho.

Capítulo 4: Começando a Keto, Passo a Passo

Então, agora falamos sobre os diversos benefícios de iniciar a keto. Depois surge a pergunta de como começar a keto – e talvez, mais importante ainda, por onde começar.

Há dois métodos diferentes de começar a keto: pode começar do nada, ou pode ir levando aos poucos. Muitas pessoas veem que a última opção é a melhor para não ter a gripe keto.

O fundamental de se lembrar ao começar qualquer dieta é que para ter sucesso não precisa apenas mudar a alimentação; uma dieta de sucesso é uma mudança holística no seu estilo de vida. Para poder perder peso com sucesso, precisará mudar todo o seu modo de pensar sobre comida e simplesmente considerá-la como combustível em vez de uma atividade de lazer.

Porém, combinar isto com um déficit calórico (no qual a maioria das pessoas não estão acostumadas a comer) e um modo completamente novo de comer pode ser um choque muito grande para algumas pessoas. Isto pode desligá-las da dieta.

Se não estiver com muita pressa de perder peso para ir em um casamento ou para sair de férias, então considere ir aos poucos na keto, levar uma coisa de cada vez, para não ter um choque muito grande.

Há dois tipos diferentes da keto, conhecidos como a *keto rígida e a keto preguiçosa* respectivamente.

A keto rígida é uma forma da keto severamente controlada que te permite comer apenas dentre *macros* super controlados.

Macros é uma abreviação de macronutrientes – lipídios, proteínas e carboidratos. A diet atípica contém cerca de dez por cento de lipídios, trinta por cento de proteína e sessenta por cento de carboidratos. Porém, na keto rígida você comeria sessenta e cinco por cento de lipídios, vinte por cento de proteínas e dez por cento de carboidratos.

A keto preguiçosa é simplesmente a manutenção da cetose ao se comer menos que vinte gramas de carboidratos por dia. Pode comer em um déficit ou não; a keto preguiçosa pretende simplesmente manter a dieta e a cetose.

A que decidir fazer é da sua escolha. Algumas pessoas se dão melhor e conseguem ficar na linha quando estão se aproveitando de um regime mais severo, como a keto rígida. Por outro lado, algumas pessoas acham que a liberdade da keto preguiçosa permite ser melhor para elas pessoalmente. A que preferir é a que você deveria fazer.

Este capítulo é especialmente dedicado para ir aos poucos na dieta cetogênica e te preparar para ter sucesso usando a keto rígida.

A primeira coisa que deve fazer é descobrir qual déficit vai querer comer. Isto pode ser feito bem facilmente ao simplesmente calcular sua taxa metabólica basal. Para calculá-la, tudo do que precisa é sua idade, peso e altura. Não vou te obrigar a fazer as contas, mas, infelizmente a Amazon não gosta de links em eBooks – pesquise no Google "calcular TMB" e pronto.

Sua taxa metabólica basal, como estabelecemos no último capítulo, é o número de calorias que se queima por simplesmente existir. São calorias sem esforço. Você pode ter um estilo de vida sedentário e desde que coma menos que este número de calorias por dia, você *vai* perder peso.

Neste momento, também se pode fazer uma conta no MyFitnessPal. O MyFitnessPal calculará automaticamente sua taxa metabólica basal baseada nas informações que fornecer. Também ajustará automaticamente quantas calorias por dia se deve ingerir por quantos quilos por semana você disser que quer perder. MyFitnessPal te permite registrar suas refeições e monitorar quantas calorias se come, e você *vai* precisar de um de decidir seguir a keto rígida. É super fácil de levar a qualquer lugar porque é um app móvel fácil de usar para MyFitnessPal em iOS e Android.

Se optar por criar uma conta no MyFitnessPal e ter o aplicativo, vai precisar calcular quanto precisa comer do déficit. Eu recomendaria só buscar perder até um quilo po semana. Um déficit além disto é perigoso. Há 3500 calorias em 450 gramas, então para perder esta quantidade, se deve comer um déficit semanal de 3500 calorias ou aproximadamente um déficit de 500 calorias por dia. Isto significa que se a sua taxa metabólica basal for de 2200 calorias, precisará comer apenas 1700 ou 1800 por dia para perder meio quilo por semana. Seiscentos gramas por semana é um déficit de 750 calorias e novecentos gramas por semana é um déficit de 1000 calorias. Após registrar um déficit de 1000 calorias, entrará na faixa da inanição, o que é perigoso.

Para ressaltar, caso escolha não seguir os passos descritos a seguir, poderá entrar em cetose comendo abaixo de cinquenta gramas de carboidratos por dia. Porém, a maneira mais veloz de o fazer é comer abaixo de vinte gramas de carboidratos por dia. Também, comer abaixo de vinte te deixa com 100% de certeza que entrará em cetose.

Enfim, seguindo em frente. Após decidir seu déficit calórico e descobrir como calcular o peso que quer perder, assim como potencialmente registrar uma conta no MyFitnessPal, estará pronto para seguir para a próxima lição. Ela envolve como ler rótulos especificamente para a keto. Aprender a ler calorias não é só importante, mas sim absolutamente crucial, claro, e você deve prestar atenção em quantas calorias consome. Porém, a melhor maneira de ir aos poucos na keto é simplesmente se tornar *ciente* dos carboidratos. Comece a ler rótulos do que come para procurar seus carboidratos. Isto também te deixará acostumado com a ideia de *carboidratos líquidos*, o que é essencial para a keto. Eles são os carboidratos que você come que afetam a glicose no seu sangue. Isto significa que os carboidratos que não afetam a glicose no seu sangue não são importantes. Podem ser listados como fibras dietéticas, álcoois de açúcar, ou diversas outras coisas. Se não tiver certeza, faça uma busca no Google para descobrir se o termo afeta ou não a glicose no sangue. Para ver os carboidratos líquidos, só precisa subtrair as gramas das fibras dietéticas e dos álcoois de açúcar do total de carboidratos. A meta na Keto é comer menos que vinte gramas de carboidratos líquidos por dia; outras formas de carboidratos não importam, já que não afetam o açúcar no sangue, simplesmente passam.

O primeiro passo para realmente transicionar para a keto deve ser eliminar sua parte formiguinha. Descobri que muitas pessoas de outras culturas acham bizarro o tanto de doces que comemos; de fato, assim que desmamar do açúcar, as comidas de antes parecem doces *demais* em comparação.

Pode fazer isto eliminando os refrigerantes. Substitua-os por refrigerantes diet ou água com gás. Este é um passo gigante para muitas pessoas. Toda a nossa cultura alimentar depende muito dos refrigerantes, tanto que temos um vício nacional por coca. Corte isto e notará muitos benefícios diferentes.

Após cortar os refrigerantes, é hora de começar a cortar nossos hábitos de comer gulodices. Antes de tudo, preste atenção neles. Se notar que parece que está sempre comendo alguma coisinha ou outra e subconscientemente comendo batatas chips o tempo todo, você drasticamente precisa cortar isto. Uma das maiores razões do ganho de peso é comer constantemente e comer por tédio.

Repito, a perda de peso tem a ver com mentalidade e a nossa visão sobre a comida. A maioria das pessoas que são magras não o são por seu metabolismo. São porque não têm tanto prazer com a comida e a veem mais como combustível. Você precisa pensar na comida como combustível se quiser ver uma mudança razoável no seu peso.

Não há razão nenhum para comer por tédio. Comer deve ser uma atividade consciente e atenta. Pense sobre o que está comendo, quando está. Coma lentamente e pense no sabor e na sensação. Você se sentirá mais saciado.

Sinto muito, mas não tem como evitar isto. Simplesmente pare de petiscar constantemente, ou não perderá peso. É um mau hábito e um que deve ser cortado. Petiscar o dia todo em vez comer três refeições completas é uma coisa, mas se este não for o caso então precisará cortar os petiscos. As calorias se somam rápido demais. O único caso em que pode fazer uma exceção é se tiver um estilo de vida ativo.

Após cortar os petiscos, estará mais perto de perder peso com a keto. A próxima coisa que deve cortar é todos os laticínios, exceto creme de leite, ele misturado com leite e queijo sem adição de açúcar. Isto significa que se bebe muito leite, cortará isto eventualmente – desculpa! Também significa que se comer cereal no café da manhã diariamente, precisará encontrar uma alternativa, como ovos com bacon.

Depois, deve cortar o pão e outros grãos. Isto significa dar adeus ao pão, arroz, aveia e quaisquer alimentos semelhantes. Pode ser um passo difícil, apenas pense em quebrar suas porções no meio no começo. Peça lanches com um pão em vez de dois, por exemplo.

Após cortar o pão e grãos, já terá dado um bom começo. As últimas coisas grandes a se cortar são frutas. Mesmo que hajam algumas, como o mirtilo, que têm uma contagem relativamente baixa de carboidratos, pode ser mais fácil cortar todas. São uma tentação grande demais e fica muito difícil medir constantemente as porções exatas.

Neste momento, sobraram as carnes, queijo, legumes e nozes. Boa. Está agora, principalmente, comendo keto. Mais uma coisa que deve ficar atento são as verduras. Cuidado com as lentilhas e feijões, pois têm um grande número de carboidratos. Ademais, é aqui que precisa cortar os amidos da sua dieta quase inteiramente. Os amidos são coisas como batatas. Não precisa delas e só servem para te dar carboidratos desnecessários. Mas não se preocupe; quase todo amido tem um bom substituto keto.

Transicionar para a keto pode ser bem difícil; não deve ser um processo feito de uma vez só. Pode ser estonteante tentar fazer isto. Ao invés, tome um passo a cada semana para se ajustar lentamente. Repito, esta é uma mudança de estilo de vida, não só uma dieta.

Capítulo 5: Receitas Keto de Amostra

Aqui estão amostras de receitas que pode usar quando começar na keto.

Omelete de Bacon

Vai precisar de:

- 3 ovos
- 4 fatias de bacon
- ½ cebola pequena
- 1 jalapeño
- ¼ xícara de queijo cheddar, ralado

1. Grelhe o bacon em uma frigideira até ficar cozido. Tire da frigideira e deixe esfriar.
2. Corte o jalapeño e a cebola, depois salteie na gordura do bacon. Tire do fogo e coloque junto com o bacon.
3. Coloque azeite de oliva em uma panela para untar, depois escorra a gordura.
4. Quebre e mexa os ovos depois coloque em uma panela. Deixe cozinhar por um instante, depois acrescente todos os ingredientes.
5. Dobre o omelete e deixe cozinhar por 1 minuto em cada lado.
6. Sirva e aproveite!

Calorias: 630
Gordura: 60g
Proteína: 22g
Carboidratos: 4g

Rodelas de Abobrinha com Molho de Azeite e Alho

Vai precisar de:

- 2 abobrinhas
- 57 g de queijo cheddar defumado
- ½ cebola grande
- 1 dente de alho
- 1 jalapeño
- Coentro fresco
- ½ tomate
- Azeite de oliva

1. Corte as abobrinhas em rodelas finas. Asse uma delas no forno em 176 graus por 30 minutos, virando-a na metade do tempo. Reserve a outra.
2. Enquanto isso, corte a cebola, alho e o jalapeño.
3. Grelhe-os no azeite de oliva.
4. Acrescente a abobrinha assada e grelhe junto.
5. Acrescente sal e pimenta generosamente.
6. Acrescente o queijo cheddar defumado e o azeite de oliva. Deixe o cheddar derreter. Esprema o tomate para sair seu suco. Reserve e corte a polpa que sobrou.
7. Retire do fogo. Acrescente coentro, a abobrinha que sobrou e o tomate. Mexa.

Calorias: 470
Gordura: 45g
Proteína: 15g
Carboidratos: 6g

Waffles Crocantes de Linhaça

Vai precisar de:

- - 2 xícaras de farinha de linhaça
- - 1 colher de sopa de fermento
- - 1 colher de chá de sal marinho
- - 5 colheres de sopa de farinha de linhaça com 15 colheres de sopa de água morna. Deixe descansar por 5 minutos até ficar gosmenta (para substituir o ovo).
- - ½ xícara de água
- - ⅓ xícara de óleo de abacate ou azeite de oliva extra virgem ou óleo de coco derretido

-2 colheres de chá de canela em pó

1. Aqueça a máquina de waffle no médio-alto
2. Em uma tigela grande, junte a semente de linhaça com o fermento e o sal marinho. Bata com um fouet ou garfo para misturar e reserve.
3. Coloque o substituto do ovo, água e óleo em um liquidificador e bata na potência alta por 30 segundos, até ficar espumoso.
4. Coloque o líquido em uma tigela junto com a mistura da semente de linhaça.
5. Mexa para incorporar. A mistura ficará bem fofa. Assim que estiver incorporada, deixe descansar por 3 minutos.
6. Acrescente a canela em pó.
7. Divida a mistura em 4 porções. Com uma colher, coloque uma por vez na máquina de waffle preaquecida e feche a tampa. Cozinhe até ficarem prontas e repita com o resto da massa.

8. Sirva morno ou congele em um recipiente vedado por algumas semanas.

Calorias: 297
Gordura: 16g
Proteína: 8,9g
Carboidratos: 8,4g

Estas são apenas algumas amostras de receitas para te ajudar a começar. Seja criativo na cozinha!

Capítulo 6: Lista de Compras Keto de Amostra

Há muitas receitas keto diferentes por aí, então é muito difícil fazer uma lista de compras ou uma série exata de itens que vai precisar. Porém, há algumas recomendações de amostra que deveriam absolutamente ser seguidas.

A primeira é que se devem usar principalmente produtos que, obviamente, sejam baixos em carboidratos e altos em gordura (lipídios). Isto inclui carnes, queijos e nozes. Porém, também se deve pegar muitas verduras e legumes que se pode cozinhar e preparar.

Aqui está uma lista de amostra que poderá usar quando for fazer compras cetogênicas:

- Frios
- Carne moída
- Bacon
- Frango e porco
- Queijo cheddar
- Queijo muçarela
- Cream cheese
- Queijo colby-jack
- Manteiga (alimentação à base de grama preferencialmente)
- Azeite de oliva
- Creme de leite -Creme de leite com leite
- Café ou chá
- Muita água
- Espinafre

- Brócolis
- Couve-flor
- Pimenta jalapeño
- Cebola amarela (use pouco)
- Tomate (use pouco)
- Alho
- Ovos

Claro, também pode encontrar receitas online que gostaria de tentar fazer. Isto adicionará itens na sua lista de compras necessárias. São apenas requisitos básicos que te farão aguentar sua primeira ou segunda semana de keto com saúde e alegria.

Capítulo 7: O Que Comer e o Que Não

Uma das coisas mais difíceis da keto pode ser aprender sobre o que se pode comer e o que não se pode. De fato, pode ser um pouco difícil. No entanto, não é totalmente horrível. Só exige um pouco de esforço!

Primeiro, como já deve estar bem claro, não comerá frutas nem açúcares. Se algo conter um destes dois, você não vai comer. O mesmo conta para os amidos. Não coma nenhuma batata, batata-doce, ou raízes de plantas no geral. Elas estão repletas de carboidratos e farão o açúcar no seu sangue ir às alturas. Não tenho dúvidas que parte do motivo dos Estados Unidos ter tal crise de saúde agora é nossa obsessão com amidos!

Tenho certeza que até agora já descobriu que nossa dieta keto consistirá principalmente de carne, queijo, nozes e quaisquer produtos relacionados a eles. No entanto, tem um pulo do gato aqui. Primeiramente, certifique-se de comer um tanto bom de verduras. São sua fonte primária de vitaminas e nutrientes importantes e são uma ótima forma de dar uma mudada. Carne e queijo pode ficar repetitivo. Mas as verduras podem ser preparadas com variedade!

Também, pode ser tentador pegar um atalho e comer cetogenicamente apenas linguiça e salsicha. Porém, evite comidas processadas. São absolutamente cheias até a boca de sódio e todo o tipo de coisas nojentas que podem fazer seu açúcar no sangue ir às alturas. Ao comer queijos e carne frescas, você pode ter certeza de que não está ingerindo muito sódio. Também está fazendo com que seu tempo keto seja muito mais agradável – todos sabemos que comidas frescas têm um gosto melhor e, na keto, custa a mesma coisa. Então se jogue! Coma frios frescos quando for possível.

Uma última coisa: comidas fritas geralmente não são nada legais, porque são quase sempre fritas em farinha de rosca ou uma massa à base de trigo. Isto, obviamente, pode acrescentar carboidratos desnecessários na sua dieta.

Algumas pessoas, quando fazem a keto, tentam imitar seu estilo atual de alimentação encontrando comidas para substituir as que comiam. Isto pode ser ou não ser o que é melhor. É possível, por exemplo, que ao fazer uma deliciosa pizza keto, você deseje uma pizza real, e o mesmo com qualquer substituto keto doce. Porém, também há a possibilidade de que podem fazer com que sua transição seja mais fácil. Não vou rotulá-las como coma ou não coma. Depende da sua força pessoal e, assim como a keto rígida contra a keto preguiçosa, o que você está tentando fazer por si mesmo. Se quiser que a keto seja uma mudança de vida holística a longo prazo, pode ser que valha a pena olhar. Se só quiser atingir um peso alvo, pode ser melhor evitar isto, já que te distrairá do verdadeiro prêmio.

Estas são regras básicas para comer ao fazer a keto. Podem te deixar feliz e saudável enquanto você tenta beber até perder peso.

Capítulo 8: Dicas para Comer Fora na Keto

Uma das coisas mais difíceis sobre começar uma nova dieta pode ser aprender a comer em público enquanto a faz. Este processo pode ser árduo, mas não precisa ser. Há algumas coisas que você aprenderá a apreciar enquanto aprende sobre como a keto funciona e descobre intuitivamente o que poderá comer – e igualmente, o que não poderá.

No entanto, aqui estão algumas dicas gerais para culinárias de diferentes origens.

A comida norte-americana é mamão com açúcar, felizmente. Se for para uma churrascaria, poderá pedir qualquer carne no menu. Brócolis feito a vapor sempre é seguro, você pode colocar sal ou manteiga à vontade. Se não tiverem mais nenhum acompanhamento keto, só dobre a porção do brócolis a vapor.

As lanchonetes também são fáceis. Muitas vezes, eles concordam de substituir a batata e outras comidas por um acompanhamento diferente. O café da manhã clássico de ovos e bacon ou salsicha é uma ótima pedida, e nada supera um bom steak com ovo.

As cafeterias estão cada vez mais ficando predominantes como parte da rotina diária. Infelizmente, desistir de tudo que está no seu coração – como seu macchiato de caramelo – pode ser uma chatice. Porém, felizmente, você não tem que desistir de tudo! Pode simplesmente pedir um café com creme e xarope de baunilha sem açúcar. Se quiser sua dose de expresso, ele é completamente keto. Pode pedir um Café Americano com creme e baunilha sem açúcar e terá um pouco do sabor das bebidas de café com leite que você adora, enquanto bebe muitas poucas calorias.

A comida mexicana pode ser mais difícil de comer na Keto. Pode ser muito tentador comer chips com molho salsa, mas você precisa resistir esta tentação e passar sem nessa refeição! Sua cintura vai te agradecer depois. Uma coisa que pode sempre pedir em um restaurante mexicano é a salada de taco. Simplesmente peça para não vir a casca e pronto.

A comida vietnamita pode ser bem difícil de comer na keto. Sua melhor opção se for sair para comer é simplesmente pedir o pho sem o macarrão.

A comida japonesa é absolutamente deliciosa, centrada em sabores frescos e delicados. Porém, comer comida japonesa enquanto mantém seu status keto pode ser uma tarefa difícil de se fazer. A melhor opção é quase sempre pedir sashimi. Sashimi é simplesmente um peixe cru super fresco e super delicioso também. Dificilmente comerá algo melhor na vida, então vale bem a pena pedir ele em vez do sushi.

A comida chinesa é quase impossível de se comer, infelizmente. Evite ir em
restaurantes chineses o máximo que puder. Se precisar ir, então evite qualquer coisa com molho, já que eles contêm amido de milho. Ele é carregado de carboidratos. Os molhos também frequentemente possuem açúcar.

A comida italiana é igualmente difícil para cachorro – a essência da gastronomia italiana se baseia nos produtos com macarrão e pão. Nem preciso falar que é quase impossível encontrar comidas keto em um restaurante italiano. Se for obrigado a comer em um, dê o seu melhor para encontrar algo baseado em carne e queijo, com o mínimo de açúcares e amidos.

É impossível cobrir todas as gastronomias, mas estas são as que tenho mais experiência. Espero que estas dicas te ajudem a comer fora!

Conclusão

Obrigado por chegar ao final deste livro, espero que tenha sido informativo e que tenha conseguido te oferecer todas as ferramentas necessárias para atingir suas metas, quaisquer que sejam.

O próximo passo é pegar tudo isto e aplicar na sua vida pessoal. Conquiste a keto e conquiste a sua silhueta!

Printed in Great Britain
by Amazon